Yangden Yangden

Saúde sexual e reprodutiva no Butão

Yangden Yangden

Saúde sexual e reprodutiva no Butão

ScienciaScripts

Imprint

Cover image: www.ingimage.com

This book is a translation from the original published under ISBN 978-620-2-09351-4.

Publisher:
Sciencia Scripts
is a trademark of
Dodo Books Indian Ocean Ltd. and OmniScriptum S.R.L publishing group

120 High Road, East Finchley, London, N2 9ED, United Kingdom
Str. Armeneasca 28/1, office 1, Chisinau MD-2012, Republic of Moldova, Europe
Printed at: see last page
ISBN: 978-620-8-17689-1

ÍNDICE DE CONTEÚDOS

INFECÇÕES SEXUALMENTE TRANSMISSÍVEIS NO BUTÃO: PREVALÊNCIA,

SERVIÇOS E DESAFIOS ACTUAIS

PREVALÊNCIA DE INFECÇÕES SEXUALMENTE TRANSMISSÍVEIS NO PAÍS

Embora o Butão apresente uma baixa prevalência de infecções sexualmente transmissíveis (IST) e de VIH-SIDA na região, o número de casos de IST-VIH/SIDA tem vindo a aumentar constantemente ao longo dos anos, como mostram as figuras 1 e 2. De acordo com o boletim anual de saúde do Ministério da Saúde, cerca de 2000 pacientes recebem tratamento para os casos de IST registados no Butão. As IST mais comuns prevalecentes no país são a gonorreia, a sífilis, o VIH/SIDA e a hepatite B.

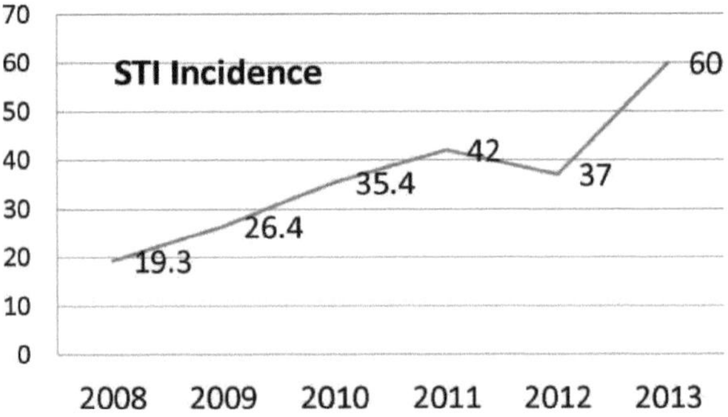

Figura 1: Prevalência das IST (Fonte: Programa Nacional de Controlo das IST-HIV/SIDA)

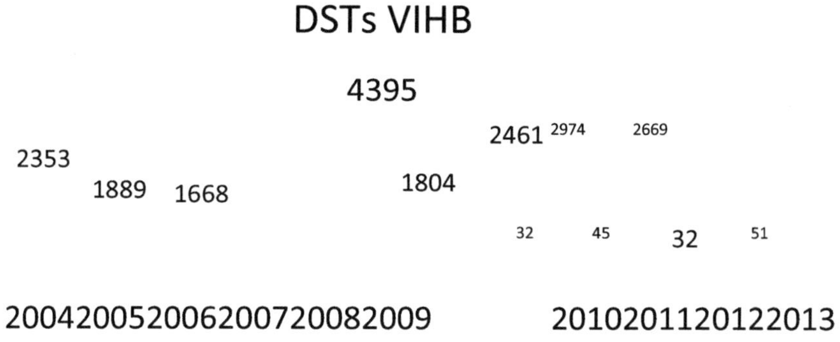

DSTs VIHB

4395

2461 2974 2669

2353

1889 1668 1804

32 45 32 51

200420052006200720082009 2010201120122013

Figura 2: Tendências das IST/VIH no Butão (Fonte: Programa Nacional de Controlo das IST/VIH/SIDA) Apesar de a prevalência do VIH ser baixa, a prevalência de outras IST e de comportamentos de risco é elevada no Butão. Foram documentadas taxas de sífilis tão elevadas como 13% em inquéritos comunitários entre os habitantes das terras altas de Laya. A prevalência da sífilis foi superior a 2% por RPR/TPHA entre as mulheres grávidas examinadas no Hospital Nacional de Referência em Thimphu. Outros estudos mostraram uma prevalência de sífilis de 5% entre o pessoal militar. Foram também registadas taxas elevadas de gonorreia. Num inquérito, 90% dos inquiridos sabiam que os preservativos podiam prevenir o VIH, mas apenas 36% sabiam que podiam prevenir as IST.

Um inquérito de vigilância sentinela realizado em 2006 pelo Ministério da Saúde revelou que a sífilis era prevalente em 1% das mulheres grávidas que frequentavam as clínicas pré-natais, 2,3% nas forças armadas e 2% nos doentes com IST.

No entanto, a verdadeira dimensão das IST continua a ser desconhecida e existe uma grande probabilidade de os casos de IST no Butão serem grosseiramente subnotificados devido a um sistema de vigilância e notificação deficiente. Além disso, é muito provável que, devido ao estigma associado às IST, muitas pessoas recorram ao auto-tratamento ou procurem tratamento nos hospitais IMTRAT (Indian Military Training Team) e nas cidades fronteiriças da Índia.

Em novembro de 2013, o total de casos de VIH notificados era de 346, com igual proporção de homens e mulheres. Incluídos no número total estão 27 crianças com menos de 15 anos de idade, representando 7,7% do total de casos detectados. Até à data, há mais de 300 pessoas que vivem com o VIH no país. Embora o número total de casos de VIH detectados continue a ser pequeno, de acordo com as estimativas da ONUSIDA, poderá haver mais de 1 100 (<10002700)[1] pessoas que vivem com o VIH no Butão. Desde a primeira deteção do VIH no país, o número de casos notificados anualmente aumentou substancialmente, com cerca de 87% do total de casos de VIH notificados entre 2004 e 2013.

O modo de transmissão é predominantemente através de relações sexuais heterossexuais (90,5%), seguido da transmissão de mãe para filho (7,8%) e menos de 2% através de transfusão de sangue e consumo de drogas injectáveis. No entanto, é de notar que, devido às limitações dos dados (em particular, os pontos cegos relativos à prevalência do VIH e à dimensão das populações-chave afectadas), é difícil determinar o nível da epidemia de VIH no país.

Risco e vulnerabilidade

Embora o Butão seja um país de baixa prevalência, há vários factores que provavelmente contribuem para um maior risco e vulnerabilidade ao VIH, tais como: sessenta por cento da população do país tem menos de 25 anos de idade; o aumento do comércio com regiões vizinhas, como o nordeste da Índia, o Nepal e o Bangladesh, conduziu a elevados níveis de mobilidade transfronteiriça; vários estados vizinhos da Índia enfrentam epidemias de VIH "concentradas". Assim, é fundamental reconhecer que, com as crescentes provas de risco e vulnerabilidade (como se refere a seguir), a dinâmica da epidemia está a mudar rapidamente no Butão.

[1] http://www.unaids.org/en/regionscountries/countries/bhutanin / Os seguintes factores são responsáveis pelo aumento da incidência e da prevalência das IST no Butão:

- Elevada prevalência de práticas sexuais com múltiplos parceiros e relações sexuais simultâneas
- Taxas elevadas de Infecções Sexualmente Transmissíveis (IST) na população em geral
- Crescimento das actividades sexuais comerciais e taxas elevadas de IST entre as Trabalhadoras do Sexo (FSW)
- Evidência de homens que fazem sexo com homens (HSH) e

comportamentos de alto risco associados

- Há cada vez mais indícios de consumo de drogas, práticas inseguras de injeção, pouca utilização de preservativos e elevada incidência de IST.
- Comportamento de alto risco entre as populações de ponte e móveis; camionistas, taxistas e migrantes não butaneses.

SERVIÇOS ACTUAIS

O Butão é aclamado pela sua forte ênfase nos cuidados de saúde primários, sendo as infra-estruturas e os serviços de saúde fortemente orientados para a saúde pública. Os serviços de IST estão integrados em todos os níveis das instalações de cuidados de saúde que prestam serviços preventivos, de promoção, de diagnóstico e curativos. No início dos anos noventa, foi introduzida uma abordagem sindrómica da gestão das IST. Recentemente, foi introduzida a terapia antirretroviral e a prevenção da infeção pelo VIH de mãe para filho. A capacidade dos profissionais de saúde para diagnosticar, gerir e notificar as IST é desenvolvida através de actividades periódicas de formação médica contínua. As caraterísticas dos serviços prestados a diferentes níveis são apresentadas no quadro 1 abaixo.

Quadro 1: Serviços de CTI

Serviços de cuidados de saúde	Intervençõ es de alto risco	Vigilância das IST
Serviços de IST para a população em geral Os FSTM sensibilizam para a promoção dos serviços de IST UHBs Gestão das IST Hospitais distritais Controlo das IST (OPD) ANC sífilis (MCH) Hospitais nacionais e regionais	***Controlo das IST com grupos de alto risco*** Mapeamento dos HISCs distribuição de preservativos Distribuição de preservativos exames de DST	***Dados para orientar a resposta*** Hospitais distritais Relatórios de IST (OPD) Relatório ANC RPR (MCH) Hospitais nacionais e regionais relatórios sentinela HMIS Dados PHL RPR/TPHA

Estima-se que, todos os anos, cerca de 2.000 pacientes recebem tratamento para as IST nas várias unidades de saúde. Dada a inexistência de clínicas privadas no Butão, os casos de IST são geridos exclusivamente pelos prestadores de cuidados de saúde a nível nacional e distrital, embora o número de indivíduos que procuram cuidados autónomos ou que acedem a serviços de clínicas do outro lado da fronteira ainda esteja por determinar. O tratamento das IST - tanto os testes como os medicamentos - está disponível gratuitamente em todos os estabelecimentos de saúde.

Os modos de diagnóstico das IST, especialmente do VIH, incluem:

- Controlo médico de rotina;
- Rastreio médico;
- Rastreio de dadores de sangue;
- Inquérito/sentinela
- Localização de contactos
- Testes voluntários
- Transmissão de mãe para filho

Tratamento, cuidados e apoio às pessoas que vivem com o VIH e a SIDA

O Édito Real emitido em 2004 por Sua Majestade o Quarto Rei, Jigme Singye Wangchuck, apela à compaixão e à não discriminação das pessoas afectadas e infectadas pelo VIH. Este Édito Real constitui a base do princípio orientador e das acções do Butão para controlar a propagação do VIH e da SIDA no país. O sistema de saúde está ativamente envolvido no tratamento, nos cuidados e no apoio às pessoas que vivem com o VIH/SIDA (PVVS). A fim de combater o estigma e a discriminação, a identidade das pessoas infectadas é mantida em estrita confidencialidade. Como já foi referido, está em vigor desde 2001 uma política de oferta de AZT (Zidovudina) às mulheres grávidas infectadas. Desde 2004, está também disponível tratamento para todas as pessoas infectadas com base na contagem de CD4.

Existem instalações para a análise da contagem de CD4 no JDWNRH em Thimphu e no Hospital Regional de Referência de Mongar no Leste. Atualmente, 21 pessoas infectadas estão a receber TAR; o tratamento de infecções oportunistas (IO) e os serviços de aconselhamento estão a ser continuamente prestados. A partir de 2005, devido ao aumento do número de infecções diagnosticadas entre as donas de casa, o NHAC tornou obrigatória a notificação do cônjuge/parceiro.

O aumento da transmissão do VIH representa um encargo significativo para o sistema de saúde e tem um impacto económico e social negativo. Para o período de julho de 2007 a junho de 2008, o custo de aquisição de medicamentos ARV ascende a um total de cerca de Nu. 700,000. Com um número crescente de pacientes em TARV, o encargo financeiro de cobrir os custos do tratamento e dos cuidados de saúde ao longo da vida das pessoas com VIH será considerável. Com o número de novas infecções a aumentar ano após ano, será impossível fornecer tratamento ARV a todos os que dele necessitam. Outro desafio importante é a manutenção de uma confidencialidade rigorosa, uma vez que todas as pessoas que tratam e cuidam das pessoas infectadas pelo VIH terão de conhecer o estado serológico positivo dos que recebem TAR.

Existe muita apreensão, mesmo entre os profissionais de saúde, quanto à adoção de precauções universais, apesar da grande sensibilização para o VIH e a SIDA e das acções de formação. As medidas pós-infeção na sequência de lesões acidentais em contextos de cuidados de saúde são outra área que precisa de ser abordada.

Atualmente, os recursos humanos disponíveis são limitados para monitorizar os efeitos dos medicamentos no sistema imunitário após a contagem de CD4. Existe também uma capacidade limitada para lidar com as complicações da TARV e com as questões relacionadas com a resistência dos ARV de primeira linha/geração.

Embora alguns casos de seropositividade tenham sido tratados pela família, a atitude geral em relação à aceitação das pessoas infectadas pelo VIH/SIDA tem sido bastante mista. Os inquéritos revelam que a tendência para estigmatizar a população infetada pelo VIH/SIDA era menor entre a população mais instruída. No entanto, a estigmatização e a discriminação têm sido uma questão fundamental durante as campanhas nacionais de sensibilização para o VIH e a SIDA lideradas por Sua Majestade a Rainha, Ashi Sangay Choden Wangchuck. Esta tendência para a estigmatização foi testemunhada nos fóruns multi-sectoriais distritais, bem como entre a população em geral. Embora poucas pessoas tenham expressado a necessidade de segregação e isolamento da população infetada em vários fóruns, as PVVS no Butão ainda não relataram atitudes ou tratamentos discriminatórios por parte de membros da família ou da comunidade.

PROGRAMAS E DESAFIOS ACTUAIS

Em 1989, foi elaborado e executado um plano a curto prazo, centrado na prevenção, no reforço das capacidades, na criação de instalações de despistagem e na deteção de casos. O plano de curto prazo evoluiu para um plano de médio prazo de três anos (1990-1993, ou seja, MTP-I), centrado sobretudo na promoção do uso de preservativos, no reforço das infra-estruturas, na formação dos profissionais de saúde, no reforço do controlo e da avaliação dos programas e na preparação das bases para os cuidados e a gestão do VIH. Em 1993, foi criado um Comité Nacional da SIDA (NAC) para supervisionar e coordenar os esforços multi-sectoriais, a fim de assegurar a concentração num objetivo comum através de uma abordagem harmonizada.

Um segundo plano foi redigido em 1995 (MTP-II). Este PMP quinquenal (1995-1999) é uma articulação das estratégias e políticas do governo em relação às IST e ao VIH e SIDA. Fornece um quadro multidisciplinar que envolve vários ministérios do governo e o sector privado para evitar uma maior propagação do VIH e da SIDA no Reino.

A OMS prestou apoio técnico e financeiro através do Programa Global para a SIDA (GPA) até 1996. O PMP-II, com a duração de cinco anos, foi elaborado e executado no âmbito dos programas de apoio ao sector da saúde (HSPS) I e HSPS II, apoiados pela Danida.

Na sequência das diretivas do MCP, o CNS existente foi reestruturado para formar a Comissão Nacional do VIH/SIDA (NHAC) em 2004. Esta Comissão orienta de perto a formulação de políticas em matéria de VIH e

SIDA e aconselha sobre respostas estratégicas. Os membros da Comissão são compostos por representantes de diferentes ministérios e organizações.

Atualmente, o Banco Mundial (BM) apoia os esforços do Governo Real do Butão para fazer face à questão rapidamente emergente do VIH e da SIDA no Butão com uma subvenção de 5,7 milhões de dólares (abrangendo o período 2004-2009). Pretende contribuir para o objetivo global de manter o baixo nível de epidemia de VIH e SIDA no Butão, incentivando o sexo seguro através da utilização de preservativos e melhorando a gestão e o tratamento das IST entre as populações altamente vulneráveis e o público em geral. O Fundo Mundial, bem como o FNUAP, a UNICEF, a ONUSIDA, o PNUD e a OMS prestam apoio adicional.

A NACP funciona de acordo com as seguintes diretivas e orientações políticas:

- Uma abordagem multissectorial de base ampla desde 2001, com a participação dos ministérios da tutela - em 2004; Uma abordagem integrada e descentralizada desde 2004;
- Rastreio obrigatório de todo o sangue e produtos sanguíneos para deteção do VIH, da hepatite e da sífilis;
- Precaução universal em todos os contextos de cuidados de saúde;
- Terapia antirretroviral profilática (TARV) para mulheres grávidas seropositivas desde 2001; Aconselhamento e apoio psicológico desde 2001;
- TARV para pessoas que vivem com VIH e SIDA (PVVS) desde 2004;
- Reabilitação de trabalhadores seropositivos do Butão desde 2004;
- Aconselhamento e consentimento informado necessários para a despistagem do VIH em qualquer indivíduo (exceto - para os dadores de sangue);
- Confidencialidade dos resultados dos testes de VIH e do estatuto de todas as PVVS;

- Notificação do parceiro pela pessoa infetada pelo VIH ou com o seu consentimento pelo prestador de cuidados de saúde, ou através dos esforços combinados de ambos.
- Rastreio de contactos de indivíduos que possam ter sido expostos ao VIH através do caso índice.

Seguem-se algumas das principais actividades de saúde pública relacionadas com as IST/VIH/SIDA no Butão:

- As instalações de cuidados de saúde exibem de forma proeminente mensagens básicas de sensibilização e prevenção centradas na limitação do número de parceiros e na utilização de preservativos.
- Os profissionais de saúde estão bem informados e preparados para prestar um tratamento sindrómico das IST.
- Os serviços pré-natais estão a ser reforçados para proporcionar uma oportunidade de prevenção das IST e, especificamente, de deteção e tratamento da sífilis.
- As populações com maior risco de contrair IST/VIH estão a receber aconselhamento e serviços de prevenção através de acções de sensibilização em hotéis e locais de entretenimento conduzidas pelo HISC em Phuentsholing e Thimphu.
- Relatórios obrigatórios, incluindo a recolha, análise e utilização da base de dados sobre DST.
- Os esforços do programa são adequadamente direcionados para os distritos e cidades com maior risco de transmissão de IST/VIH.

As responsabilidades de documentação e de elaboração de relatórios dos vários profissionais de saúde e do pessoal do programa são apresentadas no quadro seguinte.

Quadro 2: Responsabilidades de registo e comunicação

Formulários / Relatórios	Responsabilidades pelos dados		
	Registo na instalação	Relatórios a nível das instalações	Compilação e transmissão à NACP

Relatório VCT (trimestral)	Todos os prestadores de cuidados de saúde (médicos, assistentes de saúde, enfermeiros) que propõem/prescrevem Teste de VIH	Médico distrital no hospital Assistente de saúde na BHU Pessoa de contacto no HISC	Responsável distrital pela saúde
Relatório de novos casos positivos de VIH (trimestral)	Todos os prestadores de cuidados de saúde (médicos, assistentes de saúde, enfermeiros) que propõem/prescrevem Teste de VIH	Médico distrital no hospital Assistente de saúde na BHU Pessoa de contacto no HISC	Responsável distrital pela saúde
Relatório STI (trimestral)	Prestadores de cuidados de saúde em serviços de ambulatório e de internamento que se encarregam de doentes com IST Pessoal de saúde reprodutiva: rastreio da sífilis em mulheres grávidas	Médico distrital no hospital Assistente de saúde na BHU Pessoa de contacto no HISC	Responsável distrital pela saúde
Relatório PMTCT	Pessoal de saúde reprodutiva	Médico distrital	Responsável distrital pela saúde
(Trimestral)		no hospital Assistente de saúde na BHU	
Relatório de atividade do MSTF (trimestral)	Trabalhadores de campo em cada organização que faz parte do MSTF	Pessoa focal do MSTF em cada organização	Secretariado do MSTF coordenador
Cuidados com o VIH e HAART, Relatório PMTCT (anual)	Os prestadores de cuidados de saúde tomam a seu cargo as PVVS	Prestadores de cuidados de saúde que se encarregam das PVVS com o apoio direto do NACP (que vê o número limitado de pacientes)	
Relatório de intervenções específicas (trimestral)	Todos os responsáveis de M&A a nível do programa de intervenção visado	Funcionários de M&A em programas de intervenção específica	Responsável distrital pela saúde

DESAFIOS

Existem vários desafios na gestão das IST, incluindo o VIH/SIDA.

a) Falta de M&A institucional no âmbito do Programa Nacional VIH-

SIDA/IST.

b) Indicadores de VIH não integrados no sistema nacional de HMIS.

c) Inexistência de um sistema de controlo do cumprimento do tratamento, incluindo formulários de referência e de controlo.

d) Desenvolvimento de formulários de monitorização e recolha de dados para a intervenção MARPS que está atualmente a ser implementada no âmbito da proposta TFM.

e) Reforço das capacidades da unidade de M&A aos níveis de execução (distrital e programático) para registar, compilar, comunicar e analisar dados de forma eficaz, incluindo a análise de questões específicas de género e idade.

f) Coordenação em todo o sistema de saúde pública para melhorar e estabelecer mecanismos mais eficazes de recolha de dados, incluindo o sistema de vigilância do VIH.

g) Atribuição de recursos adequados - tanto financeiros como humanos.

h) Falta de um mecanismo sistemático de garantia da qualidade dos dados no âmbito do atual sistema de recolha de dados.

i) Os serviços de luta contra o VIH baseiam-se principalmente nas instalações. O sistema tem um alcance limitado ou ligações a grupos populacionais vulneráveis ou a grupos populacionais de alto risco.

j) O estigma, a discriminação e as barreiras legais constituem um problema de resposta mais vasto para a implementação de intervenções entre grupos de alto risco.

k) Existe apenas um número muito limitado de organizações comunitárias no país e, de entre estas, muito poucas têm experiência e capacidade para prestar serviços de prevenção do VIH a grupos de pessoas com deficiência.

l) Há falta de grupos de pares. O grupo de apoio ao DU e o grupo de apoio às PVV têm capacidades fracas e ligações deficientes dentro e fora da comunidade.

m) Voz colectiva limitada das OSC para influenciar a implementação e a conceção de políticas e programas.

n) Não há ligações sistemáticas entre o programa do VIH e o programa da tuberculose, pelo que é necessário estabelecer uma melhor colaboração para prestar um melhor aconselhamento

Capítulo 1

Diferenças nos valores e práticas dos adolescentes de hoje em relação aos do final do século passado

1. Introdução:

O Butão permaneceu isolado do resto do mundo até meados do século XIX. O país só começou a abrir-se na última parte do século passado. A primeira rede rodoviária, que se estende entre a capital Thimphu e o centro comercial de Phuntsholing, foi aberta ao público no início dos anos setenta. O país iniciou o seu primeiro voo aéreo entre Paro e Calcutá em 1984. A rede de televisão foi introduzida em 1999, enquanto os serviços móveis e de Internet só começaram a desenvolver-se em meados de 2000. Atualmente, existe uma ampla conetividade rodoviária e uma boa conetividade aérea com 11 cidades em 7 países da região. A conetividade móvel e de Internet chegou a todos os cantos do país e revolucionou grandemente o estilo de vida e os valores.

2. Perfil dos adolescentes

Os jovens (10-24 anos) representam cerca de 56% da população do país, que é de pouco mais de 720.000 habitantes. Cerca de 42% da população é constituída por pessoas com idade igual ou inferior a 18 anos. Os adolescentes constituem 23,6% do total da população. A taxa de alfabetização dos jovens em 2012 foi de 86,1% e a taxa de conclusão do ensino secundário foi de 74,2%. O desemprego juvenil era de cerca de 7,4%

3. Diferenças nos valores e práticas dos adolescentes do Butão

Eu nasci em 1976 e as minhas duas filhas nasceram em 1999 e 2001. Tenho também um filho que fez 10 anos em novembro. Quando reflicto sobre a vida durante a minha adolescência e a comparo com a das minhas duas filhas adolescentes, identifico várias diferenças notáveis entre as duas gerações.

Gostaria de referir três diferenças importantes nos valores e práticas dos adolescentes das duas gerações.

3.1 Trabalho físico e tempos difíceis

No meu tempo, os jovens tinham pouco tempo livre. Como rapariga, tinha de ajudar os meus pais em casa, nas tarefas domésticas, a cuidar dos irmãos mais novos, a ir buscar água a um charco ou ribeiro, a apanhar lenha e a pastorear o gado. Mas realizávamos as tarefas com sentido de responsabilidade.

Depois de ter sido matriculada na escola, tínhamos de andar uma hora a pé todos os dias para ir e voltar da escola até aos 12 anos. Aos 13 anos, fui admitida num colégio interno longe da minha casa. Na escola, para além dos estudos, tínhamos de lavar a loiça, lavar a roupa e fazer jardinagem. Tínhamos de estudar à luz de um candeeiro de querosene. O nosso alojamento era constituído por cabanas de colmo com casas de banho de esgoto, onde muitos de nós faziam as suas necessidades. Nas escolas, os códigos disciplinares eram rigorosamente aplicados, se necessário com castigos corporais. Costumávamos respeitar os nossos professores e nunca questionávamos a sua autoridade.

As minhas duas filhas, por outro lado, têm tido uma vida relativamente fácil. Como pais trabalhadores, temos dificuldade em fazer as tarefas domésticas a toda a hora. Tentamos relacionar os nossos próprios tempos difíceis, mas sem sucesso. Estudaram em escolas privadas no ensino primário e estão agora a estudar em boas escolas públicas na capital, ao contrário da escola rústica e mal equipada da aldeia onde eu tinha estudado. Na maior parte das vezes, estão a ser deixados e recolhidos na escola. Os castigos corporais já não são tolerados nas escolas devido à proibição da política governamental. Estudar debaixo de candeeiros de querosene tornou-se uma coisa do passado em quase todas as partes do país.

Hoje em dia, a cozinha é feita em fogões a GPL ou em aparelhos eléctricos e os adolescentes e jovens não têm de ir buscar lenha ou água. Muitos dos habitantes da cidade empregam empregadas domésticas e amas, pelo que a maioria dos adolescentes de hoje está livre das tarefas domésticas e de cuidar dos irmãos mais novos. Os adolescentes e as crianças de hoje têm conhecimentos técnicos e sabem manusear melhor o equipamento e os gadgets das TIC. Os telemóveis inteligentes, os iPads, os iPods e outros dispositivos semelhantes ocuparam o lugar das varas para pastorear o gado, das foices para ir buscar lenha e dos bidões para ir buscar água entre a maioria dos adolescentes e jovens butaneses.

3.2 Saúde sexual e reprodutiva

Quando éramos adolescentes, nunca fomos expostas a conversas e lições sobre saúde e higiene menstrual e sexual. Os nossos pais nunca discutiram connosco estes temas importantes. Os professores e os livros escolares também não falavam sobre estas questões. Nunca ouvimos falar de doenças sexualmente transmissíveis (DST) e do VIH/SIDA. As agressões sexuais a raparigas, incluindo a gravidez após uma violação, muito provavelmente não eram comunicadas.

Atualmente, as crianças estão mais conscientes da saúde sexual e da reprodução devido a várias campanhas de saúde sexual, palestras, entrevistas, etc. Conhecem os problemas que surgem, como a gravidez na adolescência, o VIH/SIDA e outras doenças sexualmente transmissíveis. As escolas introduziram aulas sobre higiene menstrual e saúde reprodutiva. Os professores recebem formação em matéria de aconselhamento e estão presentes em quase todas as escolas.

No entanto, devido à exposição à Internet, às redes sociais, a livros ou filmes relacionados com pornografia ou à pressão dos pares, os adolescentes e jovens de hoje em dia são influenciados a envolver-se em actividades e relações sexuais na sua adolescência, o que conduz aos problemas acima referidos. A evolução das leis e dos conceitos de direitos humanos levou provavelmente a que alguns casos de crimes sexuais fossem denunciados às autoridades.

O transgénero, que provavelmente nunca existiu no meu tempo, está a tornar-se uma realidade hoje em dia.
Já temos alguns indivíduos com identidade de género.

3.3 Problemas relacionados com o consumo de álcool e de drogas

As plantas de marijuana costumavam crescer de forma selvagem em todo o Butão. No entanto, nunca soubemos que a planta podia ser consumida como droga de abuso. Embora na altura houvesse alguns rapazes e raparigas que fumavam cigarros e bebiam bebidas alcoólicas, não havia leis que regulamentassem o consumo destas substâncias pelos adolescentes.

Nas últimas duas décadas, o consumo de drogas entre crianças e adolescentes tem sido um problema crescente de saúde pública. Foram registados casos de morte devido à sobredosagem de drogas. A polícia tem de se confrontar com casos de crimes juvenis - possivelmente associados ao consumo de álcool/droga.

Antigamente, era raro ver pessoas com tatuagens e mesmo algumas delas eram baseadas em temas locais. Atualmente, vemos muitos jovens e adolescentes com desenhos de tatuagens extravagantes. Até o piercing corporal se infiltrou na sociedade butanesa atual.

Até há algumas décadas atrás, o desemprego entre os jovens nunca foi um problema nacional, uma vez que não havia muitos jovens que completassem a sua escolaridade e todos eles estavam empregados pelo governo. Hoje em dia, o desemprego entre os jovens também se tornou um grande problema no país e é possivelmente um dos factores importantes que levam os adolescentes e os jovens a consumir drogas e álcool.

4. Conclusão

Registaram-se mudanças notáveis nos estilos de vida e nos valores dos adolescentes das duas últimas décadas, em comparação com os dos anos oitenta e noventa. Algumas das mudanças têm um impacto positivo, como a utilização de dispositivos TIC, mas há também aspectos negativos nestas mudanças, como a toxicodependência e a delinquência juvenil. Os líderes políticos, os burocratas e os prestadores de serviços devem trabalhar em conjunto para dar resposta à evolução das necessidades e dos problemas de saúde dos adolescentes e dos jovens.

Alcançar os adolescentes através dos seus pais

1. **Tem conhecimento de programas de ajuda aos pais de adolescentes no seu país? Em caso afirmativo, quais são as três principais caraterísticas de um desses programas?**

Introdução:
Ser pai ou mãe é uma experiência natural que está ligada a uma imensa fonte de satisfação e contentamento na vida de uma pessoa. Para muitos pais, os filhos tornam-se a sua principal prioridade na vida e dedicam toda a sua vida a moldar o futuro dos seus filhos. A sua felicidade depende da felicidade e dos êxitos dos seus filhos na vida. Todas as crianças têm direito a nascer e a ser criadas num ambiente de boa saúde e felicidade, sem violência. No entanto, a parentalidade é uma responsabilidade a tempo inteiro que se tornou mais difícil e desafiante nos dias de hoje.

Serviços de apoio no Butão
No Butão, vários organismos, como os Ministérios da Saúde (MdS), da Educação (MdE) e do Trabalho e dos Recursos Humanos (MdRH), a Agência de Controlo de Estupefacientes do Butão (BNCA), a Polícia Real do Butão (RBP), organizações não governamentais como o Fundo de Desenvolvimento da Juventude (YDF), etc., estão envolvidos nas suas áreas respectivas para resolver alguns dos problemas e desafios que os adolescentes e jovens enfrentam atualmente.

Alguns dos programas específicos destinados a crianças e adolescentes incluem

a) Programa de Saúde dos Adolescentes do Ministério da Saúde;
b) Centro de Informação Sanitária do Ministério da Saúde;
c) Programa global de saúde escolar do Ministério da Saúde e do Ministério da Educação;
d) Serviços de aconselhamento e orientação profissional do Ministério da Educação;
e) Centro de tratamento e reabilitação para toxicodependentes e alcoólicos para homens e mulheres em Serbithang, Thimphu, criado por uma ONG;
f) Centro de Desenvolvimento e Reabilitação de Jovens pelo RBP;
g) Reuniões da Associação de Pais e Professores pelo Ministério da Educação/Escolas Privadas;

Tanto quanto sei, estes programas são exclusivamente dirigidos a indivíduos que se debatem com problemas de consumo de drogas e álcool, delinquência juvenil, desemprego e outros comportamentos de alto risco, como actividades sexuais desprotegidas e violência interpessoal. Os seus pais podem ser envolvidos em alguns casos, mas também a níveis superficiais. Por exemplo, a reunião da associação de pais e professores realiza-se, no máximo, duas vezes por ano, onde se discute o desempenho académico das crianças e outros problemas. Mas não há mais diálogo sobre a forma de gerir e lidar com os problemas. Do mesmo modo, as pessoas com problemas de álcool e drogas são internadas no Centro de Tratamento e Reabilitação para Dependentes de Drogas e Álcool, para homens e mulheres, em Serbithang. Os pais e os familiares deixam lá os seus doentes e estes ficam por sua conta.

Atributos desejáveis dos serviços de apoio

Tendo em conta o que precede, não me é possível fazer uma avaliação objetiva pormenorizada dos centros acima referidos. Gostaria, no entanto, de descrever três atributos desejáveis destes centros de serviços para adolescentes e jovens.

a) **Desenvolver competências parentais**

Os centros de serviços de apoio aos adolescentes e aos jovens devem ter programas que ajudem os pais a adquirir conhecimentos, atitudes e competências necessárias para ajudar os seus filhos adolescentes. Esses programas devem facilitar aos pais o desenvolvimento de atributos corretos de capacidade de resposta parental, incluindo competências de comunicação eficazes.

Os centros devem ser totalmente profissionais, respeitando e respondendo de forma competente às perguntas e preocupações de todos os pais. O prestador de serviços deve ser simpático e acessível e, de preferência, ter experiência em lidar com adolescentes.

A componente de formação deve também centrar-se na transmissão de competências para lidar com o adolescente e o jovem como um indivíduo. Cada ser humano é diferente e devemos respeitar a sua individualidade. Os filhos dos mesmos pais biológicos podem ser muito diferentes em termos de aparência, comportamento, ambições, expectativas, acções, modo de pensar, etc. Os pais não podem nem devem comparar um indivíduo com o outro. Este tema deve ser abordado aquando da formação dos pais para lidarem com os seus filhos adolescentes. Os conflitos entre os adolescentes e os seus pais surgem quando comparamos os nossos adolescentes com outros indivíduos, especialmente com aqueles que têm melhor desempenho do que eles. Enquanto pais, devemos ser os seus tutores e facilitadores e não dissuasores nas suas vidas. Devemos ser os seus amigos e não os seus juízes. Desta forma, os filhos sentir-se-ão livres para se exprimirem perante os pais e estes poderão dar-lhes orientação.

O programa deve ser inclusivo, incluindo pais solteiros que enfrentam mais dificuldades para educar os seus filhos.

b) Capacitar os pais de adolescentes para desenvolverem competências de comunicação eficazes

Muitos dos problemas que os adolescentes e os jovens enfrentam atualmente centram-se no sexo e noutros comportamentos de alto risco. Os pais são os principais prestadores de cuidados aos seus filhos e desempenham um papel crucial no seu desenvolvimento. Muitos pais butaneses não estão dispostos a falar abertamente sobre sexo com os seus filhos. Isto deve-se principalmente ao facto de um grande número de pessoas ser analfabeto e de a sociedade ser conservadora. Alguns pais consideram que é uma degeneração dos valores morais falar de sexo com os filhos e alguns pais acreditam que dar educação sexual numa idade precoce pode levar a um despertar da curiosidade e da experimentação sexual.

Sejam quais forem as crenças dos pais e o estado do país, o facto é que muitos adolescentes e jovens são influenciados pelas ideias modernas de amor, romance e sexualidade. Ao contrário do que acontecia no meu tempo de adolescente, hoje em dia os jovens estão expostos a uma cultura através de meios de comunicação não regulamentados, como programas de televisão, pornografia, telemóveis e redes sociais.

Muitos pais têm dificuldade em gerir os seus filhos adolescentes e a tarefa mais difícil é comunicar eficazmente os aspectos da saúde sexual e reprodutiva aos seus filhos adolescentes. Para ajudar estes pais a lidarem eficazmente com os seus filhos delinquentes, seria muito benéfico que os serviços de apoio aos adolescentes e aos jovens proporcionassem também aos pais uma formação eficaz em matéria de competências de comunicação.

c) Ligação em rede dos pais para partilha de experiências e ajuda mútua

Os serviços de apoio social aos adolescentes e jovens devem, de preferência, incluir a ligação em rede dos pais, para que estes aprendam com as experiências uns dos outros e se ajudem mutuamente nos momentos de dificuldade. O serviço de apoio deve facilitar as interações entre os pais num ambiente de privacidade, confiança e boa vontade filantrópica. Estas reuniões podem ser planeadas com antecedência ou convocadas numa base ad hoc em função das necessidades.

O envolvimento dos pais nos programas para adolescentes e jovens promoveria a inclusão e a participação da família. Poderiam também procurar formas e meios de modificar os seus próprios estilos de vida, alguns dos quais podem ser os factores que levam os seus filhos a adotar comportamentos de alto risco, incluindo actividades anti-sociais. Além disso, os pais podem também atuar como conselheiros e defensores da promoção de boas relações e de hábitos de vida saudáveis. Os pais desempenham um papel crucial na garantia da sobrevivência, da saúde e do desenvolvimento dos seus filhos e têm também uma forte influência nos resultados de saúde do adolescente no que diz respeito à ligação através do amor, limitando o controlo do comportamento, respeitando a individualidade, sendo um modelo de comportamento adequado e proporcionando proteção. Os pais que são capazes de desempenhar estes papéis têm uma força positiva poderosa na vida dos seus filhos, ao passo que muitos pais enfrentam dificuldades e desafios no desempenho destes papéis, o que conduz a uma relação pouco saudável entre os pais e os seus adolescentes. Os estudos sugerem que, se os pais receberem apoio para desenvolverem os atributos da capacidade de reação parental, podem e irão comunicar eficazmente com os seus adolescentes e as relações podem ser mais saudáveis.

2. Que meios podem ser utilizados para chegar a todos os pais do vosso país com este programa?

As tecnologias da informação e da comunicação revolucionaram o nosso modo de vida atual. Os meios de comunicação de massas, como os jornais, a televisão e a rádio, costumavam ser os nossos meios convencionais de informação e comunicação e não eram necessariamente acessíveis a todos. A televisão foi introduzida no Butão no final dos anos noventa e os telemóveis foram introduzidos no início da década passada. Atualmente, os butaneses têm acesso a ligações móveis e à Internet em quase todo o país. Com a cobertura de eletricidade em mais de 90% das comunidades, a rádio, a televisão e os telemóveis chegaram a todas as famílias butanesas.

É certo que o aproveitamento das TIC para chamar a atenção para os desafios e as dificuldades enfrentadas pelos nossos adolescentes e jovens teria um impacto maior e mais rápido na política e nos decisores. As TIC também poderiam capacitar todos os adolescentes, jovens, pais e partes interessadas com a informação, as competências e os conhecimentos necessários para enfrentar esses desafios. Atualmente, os pais, os jovens e as crianças do Butão recorrem cada vez mais às redes sociais, o que melhorou muito o acesso às notícias e à informação.

Outros meios, como linhas diretas dedicadas aos pais, podem também ser explorados para chegar aos pais que podem não ter acesso à Internet e às redes sociais. A televisão e a florescente indústria cinematográfica butanesa constituem uma plataforma promissora para envolver os pais. Por exemplo, o programa "Conheça o seu filho", em inglês e dzongkha, transmitido pelo canal 2 do Serviço de Radiodifusão do Butão (BBS), já é popular entre as famílias butanesas. Outro exemplo é o programa "BBS Drungtsho", em que médicos de diferentes especialidades falam sobre diferentes doenças e problemas de saúde, incluindo o abuso de drogas e de álcool. Do mesmo modo, deveriam ser organizadas regularmente conversas radiofónicas sobre alguns dos problemas candentes enfrentados pelos jovens e adolescentes. O Butão é conhecido pelos seus festivais religiosos e culturais. Estas ocasiões poderiam também ser utilizadas para chamar a atenção para os problemas dos adolescentes e dos jovens e para promover os valores familiares.

Capítulo 2

Alcançar os adolescentes através dos seus pares

I. Três mensagens que aprendi com este módulo são:

1. **Os adolescentes enfrentam a pressão dos seus pares.**

Como parte da nossa estratégia de sobrevivência, os seres humanos precisam de companhia e de ser aceites nas nossas comunidades. Ao fazê-lo, todos nós enfrentamos a pressão dos pares e este impacto é mais visível durante a fase da adolescência. A adolescência é uma fase crítica do desenvolvimento humano que faz a interface entre a infância e a idade adulta. Os adolescentes passam por rápidas mudanças físicas, mentais e psicossociais, que se manifestam na forma como se entregam a comportamentos de alto risco e na sua visão dos pais, da sociedade e da vida. Os amigos e os pares assumem o papel central no seu modo de vida e começam a questionar o controlo que os pais exercem sobre eles e outras normas adultas. Sentem-se confortáveis e tranquilos ao pedir conselhos aos amigos sobre questões relacionadas com a sua vida física, sexual e social.

Existem dois tipos de pressão dos pares que os adolescentes enfrentam. O primeiro tipo é o do grande grupo, maioritariamente uma escola ou um grupo de jovens. O segundo é a relação com um ou poucos melhores amigos. O primeiro exerce normalmente uma pressão geral e orienta as tendências em matéria de vestuário, música, entretenimento, etc., com base no princípio de que é o que todos estão a fazer. A segunda é exercida pelos melhores amigos, pelo que existe uma grande pressão sobre o que a amizade íntima aprova e desaprova. Esta pressão é forte e pessoal. Testemunhei pessoalmente o efeito da pressão dos pares a que as minhas duas filhas adolescentes estão sujeitas.

A relação entre pares contribui para comportamentos sociais bons e saudáveis mas, se não for corretamente orientada, também pode levar a comportamentos pouco saudáveis e anti-sociais. A pressão dos pares pode também levar a comportamentos sexuais de risco e resultar em gravidez na adolescência, aborto inseguro e exposição a DST e VIH. Eu, que trabalhei na Maternidade e no Centro de Partos, tive a experiência de ver muitas raparigas em idade escolar e raparigas solteiras virem dar à luz sem terem assistido aos cuidados pré-natais e arriscarem as suas vidas. Há alguns anos, tivemos uma morte materna de uma jovem que tinha procurado um aborto inseguro do outro lado da fronteira. Atualmente, a prática de "dormir em casa" de um amigo tornou-se bastante popular entre os nossos adolescentes. Estas práticas, se não forem devidamente supervisionadas por adultos de confiança, podem ter consequências graves, como agressões sexuais.

A pressão dos pares tem impacto no desempenho de uma criança tanto em actividades académicas como extracurriculares. A influência dos pares é tão forte que chega a ditar a participação em várias actividades escolares com base nos interesses dos melhores amigos. Constatei igualmente que a ambição dos adolescentes também muda consoante a ambição dos seus amigos.

Não foram realizados estudos no país sobre a influência dos pares na atividade sexual dos adolescentes, no entanto, os estudos realizados noutros locais sugerem que as pessoas têm maior probabilidade de ouvir e personalizar a mensagem e, assim, mudar a sua atitude e comportamento se acreditarem que o mensageiro é semelhante a elas e enfrenta as mesmas preocupações e pressões. Estudos realizados noutros locais também demonstraram que a influência dos pares tem impacto no comportamento de saúde dos adolescentes, não só no que diz respeito à sexualidade e ao abuso de substâncias, mas também no que diz respeito à indulgência em comportamentos violentos e outras actividades anti-sociais. Uma vez que a fase da adolescência constitui uma encruzilhada vulnerável na vida de um indivíduo, é importante que ele receba orientação adequada e cresça para se tornar um cidadão saudável e produtivo do país.

2. A educação pelos pares pode ajudar os jovens a desenvolverem uma atitude positiva e a tomarem decisões saudáveis.

A educação pelos pares ganhou popularidade em muitas instituições de ensino e centros de reabilitação que oferecem aconselhamento aos pares e outros programas de formação em competências para a vida. Os estudantes são colocados no papel de educadores e são-lhes oferecidas oportunidades de aprendizagem que salvam vidas, como a prevenção do VIH entre eles, informação sobre a saúde sexual e reprodutiva dos adolescentes, programas de desintoxicação de álcool e drogas, etc.

Estes educadores de pares são da mesma idade que o grupo para o qual estão a trabalhar. A educação pelos pares baseia-se na realidade de que muitas pessoas fazem mudanças não só com base no que sabem, mas também com base na opinião e nas acções dos seus amigos próximos que têm experiências da vida real. Os educadores de pares podem ajudar a criar consciencialização para fornecer informações precisas e ajudar os seus pares a desenvolver competências para mudar comportamentos. Os educadores de pares podem comunicar e compreender de uma forma que os adultos mais bem intencionados não conseguem e, por isso, podem servir de modelo para a mudança. Nas escolas, os educadores de pares trabalham em conjunto com os professores.

Enquanto falava com as minhas duas filhas adolescentes, descobri que as escolas do Butão começaram agora a ter conselheiros interpares. Um aluno de cada turma é nomeado conselheiro de pares e este grupo de pessoas recebe palestras dos lamas e dos professores. O seu principal papel é aconselhar os seus pares sobre temas como a prevenção do suicídio e o abuso de substâncias. As questões de saúde sexual e reprodutiva não são muito faladas, apesar de os temas serem abordados no programa de ciências.

A nobre laureada Malala Yousafzai é uma defensora da educação das raparigas em todo o mundo, particularmente nos países onde a educação das raparigas é severamente restringida. Da mesma forma, temos cinco pessoas que vivem com o VIH/SIDA e que se tornaram públicas para defender a causa do VIH/SIDA no Butão.

A educação pelos pares deve ser introduzida e incentivada no Butão, uma vez que a educação pelos pares se baseia na credibilidade que os jovens têm junto dos seus pares, potencia o poder de modelação de papéis e proporciona flexibilidade na resposta às diversas necessidades da juventude atual.

3. **O país deve investir nos jovens.**

O mundo tem atualmente a maior geração de jovens da história, com mais de 1,8 mil milhões de jovens. Chegou a altura de começar a olhar para o desenvolvimento dos países através da lente dos jovens e reconhecer os benefícios de investir nos jovens.
Os países em desenvolvimento, incluindo o Butão, estão a viver o "boom da juventude", sendo os jovens o maior número da sua população. A população jovem do Butão constitui cerca de 56% da população total. Tal como noutros países em desenvolvimento, também nós enfrentamos problemas relacionados com a juventude, como o desemprego, o comportamento sexual de risco que resulta em infecções sexualmente transmissíveis e no VIH, o consumo de álcool e de drogas, a violência e os suicídios. As raparigas adolescentes são especialmente preocupadas com a discriminação em razão do sexo, a violência sexual, a gravidez na adolescência, os abortos inseguros e a perda da oportunidade de prosseguir e concluir os estudos.

Em muitos países em desenvolvimento, é negado aos jovens o direito a uma educação de qualidade, a um emprego decente e à participação nas questões políticas. Os países de todo o mundo devem dar prioridade às necessidades dos jovens nos planos de desenvolvimento e envolver e capacitar os jovens em todas as decisões que os afectam. Investir na saúde, na educação, na formação e no emprego dos jovens é muito importante, uma vez que estes passam por uma transição crítica para a idade adulta.

John Ashe salientou, com razão, durante a Assembleia Geral da ONU, a 11th de julho de 2014, que *"só em parceria com os jovens poderemos tornar o planeta mais resiliente e o nosso futuro mais próspero"*

Reconhecendo que a sua juventude é o principal recurso humano para o desenvolvimento e a maior fonte de esperança para o futuro da nação, o Butão investiu imensos recursos para garantir que todos os jovens tenham a oportunidade de crescer, desenvolver-se e prosperar como cidadãos plenamente empenhados, responsáveis e produtivos. Atualmente, a juventude butanesa tem a sorte de contar com o maior empenho político e o apoio de Sua Majestade o Rei. Num dos seus discursos, Sua Majestade o Rei afirmou que *"uma nação não pode iludir-se a pensar num futuro brilhante se não tiver investido sabiamente nos seus filhos"*. Do mesmo modo, Sua Majestade o quarto Rei afirmou repetidamente que *"o futuro do nosso país está nas mãos dos nossos jovens".*

Recentemente, a Comissão Eleitoral do Butão instituiu o "Parlamento dos Jovens" para orientar os nossos jovens nos fundamentos dos processos parlamentares com o objetivo geral de os educar e envolver na formulação de leis e políticas nacionais, no planeamento, na execução e no acompanhamento das actividades de desenvolvimento e na assunção de papéis proactivos na construção da nação.

Por conseguinte, é imperativo preparar os nossos jovens como futuros guardiães e guardiões do país, respondendo às suas necessidades presentes e futuras. Temos de envolver os nossos jovens e adolescentes em todas as esferas do processo de desenvolvimento para uma sociedade vibrante e inclusiva.

II. Gostaria de sugerir o seguinte ao gestor do programa nacional de VIH/Saúde Reprodutiva que está a pôr em prática um programa de educação pelos pares:

1. Os educadores liderados pelos pares devem ser formados de forma correta e adequada. Devem ser dotados de toda a informação exacta e das ferramentas necessárias para orientar os seus pares.

2. Todos os serviços públicos de saúde devem ser adaptados aos adolescentes e aos jovens, nomeadamente no domínio da saúde sexual e reprodutiva e do abuso de álcool e de outras substâncias.

3. Os gestores de saúde e os prestadores de cuidados devem compreender as necessidades especiais dos adolescentes e dos jovens e aproveitar o seu potencial para um desenvolvimento social vibrante e para a vitalidade da comunidade.

Cinco mensagens-chave de *'Alcançar os adolescentes através de professores e educadores baseados na comunidade'*

1. O acesso à educação é um dos principais factores determinantes da saúde e dos resultados sociais dos adolescentes, como a redução dos riscos de gravidez na adolescência, de gravidez indesejada, de IST/VIH, de mortalidade materna e a promoção da igualdade entre homens e mulheres.

2. A institucionalização de uma "educação sexual abrangente" nas escolas garantirá um desenvolvimento humano e uma sexualidade saudáveis, dotando os adolescentes e os jovens de conhecimentos, competências e valores que lhes permitam fazer escolhas responsáveis sobre a sua saúde sexual e as suas relações sociais.

3. Os centros de serviços de saúde sexual e reprodutiva para adolescentes devem ser geridos por profissionais bem formados que prestem os serviços de uma forma amigável e reactiva, sem vergonha nem culpabilização.

4. Os programas para adolescentes e jovens devem integrar a perspetiva de género, com ênfase na promoção da dignidade e dos valores humanos universais e na eliminação da desigualdade entre os sexos e da violência baseada no género, que coloca as raparigas e as mulheres numa posição vulnerável à exploração e à discriminação.

5. Uma liderança dinâmica, apoiada por um forte empenhamento político e por um quadro legislativo adequado, contribuirá muito para reforçar a saúde e o desenvolvimento dos adolescentes e dos jovens.

As principais mensagens de 'Comprehensive Sexuality Education from Policy to Nationwide application' da Nigéria e do Paquistão são

1. Os currículos de educação sexual abrangente devem ter conteúdos relevantes, redigidos de forma clara, simples e precisa.
2. A coordenação e a colaboração intra e inter-setorial são essenciais para aumentar as actividades da CSE e para identificar ideias inovadoras.
3. Uma liderança forte e o empenhamento dos responsáveis políticos e decisores são cruciais para a expansão das actividades da CSE.
4. A mobilização e o envolvimento da comunidade e do público no programa de EIS são vitais para garantir resultados bem-sucedidos e sustentáveis.
5. O programa de EIS deve ser bem planeado, com mecanismos integrados de acompanhamento e avaliação, e assentar numa estratégia empresarial sólida para garantir o financiamento sustentado das actividades.

Tarefa 5: Alcançar os adolescentes através dos serviços de saúde

1. **Se uma rapariga solteira de 16 anos quisesse uma contraceção de emergência na sua cidade/país, onde poderia obtê-la?**

Trabalho e vivo na capital, Thimphu. Os serviços de contraceção de emergência podem ser obtidos em qualquer uma das seguintes fontes:

a) O Centro de Saúde Amigo dos Adolescentes - uma unidade do Departamento de Saúde Comunitária do Hospital JDWNR, entrou em funcionamento em 2014 com uma trabalhadora de saúde. O centro destina-se a jovens e adolescentes e presta aconselhamento sobre várias questões relacionadas com a saúde sexual e reprodutiva, incluindo métodos contraceptivos temporários e pílulas de emergência. O centro funciona das 9:00 às 15:00 nos dias úteis e está fechado aos domingos e feriados. Este centro não existe noutras partes do país.

b) A Unidade de Planeamento Familiar do Departamento de Saúde Comunitária é o principal centro de atendimento para a prestação de todos os tipos de serviços de planeamento familiar ao público em geral.

Os utentes dos serviços são obrigados a registar-se na Unidade e a fornecer detalhes sobre as suas informações pessoais, o que pode dissuadir indivíduos como esta rapariga solteira de recorrer aos serviços.

c) O hospital tem um "One-Stop-Crisis-Center" no Departamento de Medicina Legal que presta serviços às vítimas de violência baseada no género, incluindo violação e outras formas de crimes sexuais. Este centro funciona 24 horas por dia, 7 dias por semana, e também mantém um stock de pílulas de contraceção de emergência para serem fornecidas às vítimas de violência sexual. No entanto, os casais/indivíduos que não são necessariamente vítimas de violência sexual, mas que tiveram actos sexuais desprotegidos, também podem recorrer a pílulas de emergência deste centro quando outras fontes esgotam o stock.

d) A capital tem entre 15 e 20 lojas de venda a retalho de farmácias exploradas por empresas privadas. Estes centros funcionam das 9:00 às 22:00 e vendem vários medicamentos, incluindo pílulas de emergência conhecidas como "I - Pill". Estes centros são regulados pela Autoridade Reguladora dos Medicamentos. Os I-pills são comprados ao balcão e não necessitam de receita médica.

e) Os supermercados também vendem contraceptivos, tais como preservativos, mas as "pílulas I" não são vendidas, uma vez que requerem um registo junto da Autoridade Reguladora dos Medicamentos.

Noutras partes do país, as pílulas de contraceção de emergência podem ser obtidas nas Unidades de Saúde Comunitárias localizadas em cada hospital distrital ou nas farmácias de venda a retalho.

2. **Tarefa 6:**

Se fosse nomeado Diretor dos Serviços de Saúde do seu país em 30th de novembro de 2015 e lhe fosse pedido que melhorasse a forma como os profissionais de saúde respondem aos seus pacientes adolescentes, quais seriam as cinco coisas que faria?

As cinco coisas que eu gostaria de melhorar na forma como os profissionais de saúde respondem aos seus pacientes adolescentes são

a) **Realizar um estudo exaustivo a nível nacional sobre os problemas de saúde dos adolescentes e dos jovens**

Atualmente, não existem dados de base abrangentes sobre a situação dos problemas e necessidades de saúde sexual e reprodutiva dos adolescentes e jovens do país. Eu mobilizaria fundos para encomendar um estudo nacional a programas relevantes para recolher dados de base sobre a situação da prevalência de comportamentos de alto risco, as necessidades de saúde sexual e reprodutiva e os desafios na utilização dos serviços pelos nossos adolescentes e jovens.

b) **Desenvolver a política de saúde do adolescente e do jovem**

Os dados gerados pelo inquérito a nível nacional acima descrito constituirão a base para a formulação de uma política nacional de saúde dos adolescentes e dos jovens. Esta política será desenvolvida após consultas alargadas com as partes interessadas relevantes, incluindo representações dos adolescentes e jovens. O documento de política será inclusivo e deverá orientar os programas e os intervenientes relevantes no sector da saúde no sentido de dar resposta às necessidades e lacunas actuais na prestação de serviços de saúde a adolescentes e jovens, mantendo simultaneamente disposições para a evolução e os desafios futuros.

c) **Instituto Clínicas de Saúde Amigas do Adolescente e do Jovem**

Serão criados centros de saúde dedicados aos adolescentes e aos jovens em alguns dos principais hospitais e, posteriormente, alargados a todos os hospitais distritais do país. Estes centros serão geridos por profissionais de saúde com formação no domínio da saúde dos adolescentes e dos jovens e funcionarão com base num mandato claramente definido, a fim de prestar serviços que respeitem a privacidade, a confidencialidade, a pertinência, a atualidade e a exaustividade. O ambiente de trabalho será melhorado através da disponibilização de instalações adequadas. Serão igualmente criados serviços de linha direta para melhorar a acessibilidade dos serviços.

d) **Formar e desenvolver as capacidades dos profissionais de saúde**

Todas as categorias e níveis de profissionais de saúde serão sensibilizados para as necessidades de saúde reprodutiva e sexual dos adolescentes e jovens e para outros comportamentos de alto risco, bem como para o conceito de serviços de saúde amigos dos adolescentes e dos jovens. Serão desenvolvidos procedimentos operacionais normalizados para otimizar a coordenação interprofissional e os encaminhamentos. O Ministério da Saúde colaborará com a Universidade de Medicina para institucionalizar programas de formação estruturados sobre a saúde sexual e reprodutiva dos adolescentes e dos jovens. Serão afectados fundos específicos para a elaboração de materiais de sensibilização e para a realização de actividades regulares de EMC sobre a saúde dos adolescentes e dos jovens.

e) **Reforçar as redes com as partes interessadas**

Procederei a uma análise da parceria existente com as partes interessadas, tais como o Ministério da Educação, o Ministério do Trabalho e dos Recursos Humanos, a Comissão Nacional para as Mulheres e as Crianças, o Fundo de Desenvolvimento da Juventude, o Organismo Monástico Central, as instituições de ensino superior, a RENEW, a governação local, etc., a fim de identificar os pontos fortes e as lacunas nos nossos esforços colectivos para prestar serviços aos adolescentes e aos jovens. Haverá um envolvimento regular com as partes interessadas para desenvolver estratégias para uma melhor coordenação e utilização dos recursos disponíveis.

Tarefa 7: Alcançar os adolescentes através dos telemóveis

Leia o resumo dos dois artigos e escreva uma mensagem-chave em cada um deles.

Descubra se existe algum programa no seu país que utilize telemóveis para educação sobre saúde sexual e reprodutiva. Em caso afirmativo, escreva uma breve descrição do mesmo.

1. Os telemóveis podem ser utilizados como plataformas de acesso à saúde

sexual e reprodutiva (SSR).

2. A utilização de intervenções baseadas na saúde móvel (m-Health) pode melhorar significativamente a divulgação mais rápida de conhecimentos e informações sobre a saúde sexual e reprodutiva e garantir uma cobertura mais alargada das populações-alvo.

Atualmente, não existe no Butão nenhum programa de saúde móvel para a educação em matéria de saúde sexual e reprodutiva dos adolescentes (ASRH). Nem sequer dispomos de uma linha direta para fornecer/promover a ASRH. Uma vez que as crianças e os jovens de hoje têm conhecimentos tecnológicos e passam a maior parte do tempo a utilizar as redes sociais, os programas de saúde móvel podem ser aproveitados para levar os serviços à porta dos beneficiários.

Atribuição de genética comunitária

Uma análise da situação das taxas de doenças congénitas comuns e dos serviços genéticos comunitários disponíveis no Butão.

Os factores que contribuem para a prevalência de doenças congénitas e os actuais impedimentos que limitam os serviços genéticos comunitários no Butão.

INTRODUÇÃO

O Butão, com uma população estimada em mais de 750000 habitantes, regista 15000 nascimentos por ano, mas não existem dados sistematizados sobre a prevalência de defeitos congénitos e doenças genéticas. A primeira vigilância nacional de sempre sobre defeitos congénitos teve início em 2015 nos três hospitais regionais de referência do país, mas os resultados ainda não foram divulgados.

DOENÇAS CONGÉNITAS COMUNS

De acordo com o relatório da March of Dimes sobre defeitos congénitos, estima-se que o Butão tenha anualmente cerca de 876 crianças com defeitos congénitos (Christianson, Howson e Modell, 2006). Este número inclui 119 crianças com defeitos do sistema cardiovascular, 71 com defeitos do tubo neural, 32 com síndrome de Down e 32 com deficiência de glucose-6-fosfato desidrogenase. O Relatório sobre a Mortalidade Neonatal de 2012 indicou que as anomalias congénitas constituíram 20,2% das mortes neonatais em 2012. O Recenseamento Nacional da População e da Habitação de 2004 do Butão indicou que 3,4% da população total era portadora de deficiência (Gabinete do Recenseamento, 2005).

As doenças congénitas observadas no Butão são as cardiopatias congénitas, a fenda labial e palatina, os defeitos do tubo neural, a síndrome de Down, o pé boto, os dígitos extra (polidactilia), a sindactilia, a síndrome alcoólica fetal, etc. As anomalias congénitas menos frequentes são a gastrite, a onfalocole, a anencefalia, a microcefalia e algumas outras anomalias grosseiras. No entanto, como não existe um registo adequado para estas condições, não é possível apresentar estatísticas exactas.

Este projeto de vigilância das malformações congénitas tem por objetivo conhecer a prevalência e a tendência de acompanhamento dos diferentes tipos de malformações congénitas e fornecer uma base para a investigação epidemiológica e os programas de prevenção.

O projeto de vigilância dos defeitos congénitos é desenvolvido para identificar e documentar os seguintes defeitos:

1. Síndrome de Down
2. Doenças cardíacas congénitas
3. Síndrome de Rubéola Congénita
4. Síndrome alcoólica fetal
5. Fendas orofaciais
6. Sistema nervoso central/ Defeitos do tubo neural
7. Malformação dos sistemas gastrointestinal e genital
8. Síndrome alcoólica fetal
9. Malformação músculo-esquelética
10. Outros

SERVIÇOS GENÉTICOS COMUNITÁRIOS E OUTROS SERVIÇOS

Apesar de o Butão ter sido aclamado internacionalmente pelos seus êxitos em matéria de cuidados de saúde primários, incluindo os êxitos na promoção de partos institucionais, tem um longo caminho a percorrer no que se refere à prestação de serviços de rastreio e testes genéticos. O país não dispõe sequer de um geneticista clínico. No entanto, estão a ser prestados os seguintes serviços que podem contribuir para a deteção precoce e/ou a prevenção de tais defeitos.

1. **Rastreio durante os serviços pré-natais**

Todas as mulheres grávidas são obrigatoriamente submetidas a um rastreio de infecções maternas, como a sífilis, a gonorreia, a hepatite, etc., e são tratadas de forma adequada. O exame de anomalias fetais e outras formas de diagnóstico pré-natal só estão disponíveis para os casos de alto risco - também no Hospital Nacional de Referência em Thimphu, devido à presença de um obstetra especializado em medicina materna e fetal.

2. **Injeção de Imunoglobulina anti-D**

A imunoglobulina anti-D é administrada por rotina a mães Rh-negativas que dão à luz bebés Rh-positivos para prevenir a doença hemolítica do rhesus em gravidezes subsequentes.

3. **Rastreio neonatal**

Os bebés prematuros que saem da UCIN e os bebés com problemas de desenvolvimento são acompanhados na Clínica de Desenvolvimento do Hospital Nacional de Referência. No entanto, este serviço não está disponível no resto do país devido à falta de profissionais formados e de instalações.

4. **Gestão de crianças afectadas**

As cirurgias de correção para os bebés afectados que nascem com problemas gastrointestinais, como gastroquíase e onfalocele, no hospital nacional de referência são levados para o bloco operatório imediatamente após o nascimento para serem operados, uma vez que existe um cirurgião pediátrico e outras instalações. Quando o parto ocorre fora do hospital nacional de referência, os casos são encaminhados para o hospital nacional de referência para serem operados. Casos como lábio leporino, fenda palatina, pé boto e outros problemas menores são normalmente observados pelos médicos competentes e são convidados a fazer um acompanhamento posterior aos 6 meses, 9 meses e assim por diante.

5. **Serviços de planeamento familiar**

Os serviços de planeamento familiar são prestados gratuitamente a todas as pessoas elegíveis, especialmente para evitar gravidezes indesejadas.

FACTORES QUE CONTRIBUEM PARA A PREVALÊNCIA DE DOENÇAS CONGÉNITAS E OS ACTUAIS IMPEDIMENTOS QUE LIMITAM OS SERVIÇOS GENÉTICOS COMUNITÁRIOS NO BUTÃO

A falta de estudos sistemáticos impede-me de apresentar estatísticas sobre os factores que contribuem para a prevalência de doenças congénitas no Butão. Espera-se que o projeto de vigilância das malformações congénitas acima referido permita obter mais informações sobre a incidência e a prevalência das malformações congénitas, bem como sobre os possíveis factores que contribuem para essas malformações.

Com base na minha experiência profissional e na minha compreensão, considero que alguns dos seguintes factores podem estar implicados na contribuição ou na causa de doenças congénitas no Butão:

1. **Deficiência de ferro e de ácido fólico**

A anemia é muito prevalente no país. A deficiência de ferro e de ácido fólico pode estar diretamente relacionada com os hábitos alimentares da população butanesa. A dieta dos butaneses é geralmente composta por mais hidratos de carbono, muito sal e gordura, e menos legumes e frutos. Também temos o hábito de beber chá às refeições, o que pode estar a levar a uma absorção reduzida do ferro a partir do intestino.

2. **Consumo de álcool na gravidez**

O álcool é uma bebida social e culturalmente aceite no Butão. Não existem restrições ao consumo de álcool durante a gravidez e após o parto. Como parte das crenças e práticas culturais, logo após o parto são oferecidas às mães bebidas alcoólicas fabricadas localmente para ajudar a produzir mais leite materno e a recuperar mais rapidamente dos efeitos do parto.

3. **Consanguinidade:**

Os casamentos consanguíneos entre primos cruzados costumavam ser muito frequentes nalgumas regiões do país. Embora esta cultura se tenha tornado menos prevalecente nos dias de hoje, estes casamentos continuam a realizar-se. No entanto, não foram efectuados estudos sobre a incidência e prevalência de malformações congénitas nestas famílias.

ALGUNS POSSÍVEIS OBSTÁCULOS AOS SERVIÇOS GENÉTICOS COMUNITÁRIOS NO BUTÃO

1. **Falta de profissionais formados**

Atualmente, existe apenas um punhado de pediatras, incluindo o único neonatologista butanês no país. Os profissionais de saúde não têm formação adequada para reconhecer e tratar os problemas de defeitos congénitos.

2. **Não há registo de malformações congénitas**

Não há documentação sistemática sobre defeitos congénitos no país, apesar de termos melhorado a manutenção de registos dos nascimentos ocorridos nas unidades de saúde. Se nos basearmos nos registos de nascimento, poderá haver uma enorme subnotificação dos defeitos congénitos.

3. **Falta de serviços de aconselhamento pré-concecional**

Não existem serviços organizados de aconselhamento pré-concecional para os casais em grupos de alto risco de defeitos congénitos. A fortificação alimentar com ácido fólico antes da gravidez, a deteção e o aconselhamento de portadores, como a anemia falciforme, são inexistentes neste momento.

4. **Rastreio pré-natal para deteção de malformações morfológicas**

Atualmente, apenas o rastreio morfológico de defeitos congénitos é efectuado no Hospital Nacional de Referência, ou seja, para mães de alto risco. Não dispomos de instalações para o rastreio de doenças genéticas.

PROPOSTA DE INVESTIGAÇÃO

1. **Título:**

   Estudo prospetivo transversal dos factores que influenciam a auto-referência das futuras mães para o parto no Hospital Nacional de Referência em Thimphu, Butão

2. **Investigador principal:**

   Yangden,
   Enfermeiro responsável
   Centro de Partos, Hospital JDWNR, Thimphu: Butão

3. **Introdução:**

   A população do Butão tem acesso aos seus serviços de saúde através de um sistema de três níveis que inclui cuidados primários, secundários e terciários prestados através de uma rede de unidades de saúde básicas e de proximidade, hospitais distritais e hospitais de referência, respetivamente. Após ter alcançado êxitos notáveis no domínio dos cuidados de saúde primários, o Ministério da Saúde está a dar mais atenção ao desenvolvimento e à consolidação dos cuidados secundários e terciários.

   Existem dois hospitais regionais de referência em Gelephu e Mongar, que servem, respetivamente, as regiões central e oriental. O Jigme Dorji Wangchuck National Referral Hospital (JDWNRH), em Thimphu, é o único hospital de referência que dispõe de algumas instalações de subespecialidade, embora limitadas. O JDWNRH funciona também como hospital distrital de Thimphu e como hospital de referência regional para a região ocidental. Por conseguinte, o JDWNRH está normalmente sobrelotado com pessoas de todo o país que procuram cuidados de saúde. Embora o governo coloque a tónica no desenvolvimento equitativo

4. Revisão da literatura:

Em 2014, registaram-se mais de 15 000 partos no Butão (AHB, 2015). Entre os vinte distritos, Thimphu, Chhukha, Mongar e Sarpang registaram o maior número de partos, como mostra a tabela 1. Os partos assistidos por pessoal de saúde qualificado representaram 89,0%, o que representa um aumento significativo em relação aos 23,7% registados em 2000. Do mesmo modo, os partos institucionais representaram cerca de 81,0%, em comparação com 19,8% em 2000 (AHB, 2015).

Quadro 1: Número total de nascimentos no Butão em 2014

Sl. Não	Distritos	N.º de partos assistidos por pessoal de saúde		Total
		Início	Instalações	
1	Bumthang	11	159	170
2	Chhukha*	52	1140	1192
3	Dagana	17	185	202
4	Gasa	5	1	6
5	Haa	12	85	97
6	Lhuentse	27	164	191
7	Mongar	64	1021	1085
8	Paro	0	387	387
9	Pemagatshel	23	208	231
10	Punakha	2	508	510
11	Samdrup	89	258	347
12	Samtse	8	576	584
13	Sarpang	17	1048	1065
14	Thimphu*	9	3113	3122
15	Trashigang	128	618	746
16	Trashiyangtsi	16	120	136
17	Trongsa	18	97	115
18	Tsirang	16	192	208
19	Wangduephodran	17	297	214
20	Zhemgang	51	114	165
	Total	**582**	**10,291**	**10,773**

Nota: ** Excluem-se* ***os partos*** *no hospital JDWNRH, Thimphu e Phuntsholing, no distrito de Chhukha: AHB 2015*

Como se pode ver na tabela 2, só o JDWNRH efectuou 4248 partos em 2014 - representando assim cerca de 28,3% do total de partos do país. No entanto, a análise das marcações pré-natais mostra que as marcações pré-natais para o JDWNRH foram de 1603 casos (65,7%) de um total de 2439 marcações pré-natais no distrito de Thimphu (quadro 3). Por conseguinte, o JDWNRH efectuou 1908 partos adicionais (4248 - 2439) em 2014. Como mostra a tabela 2, o número de mulheres grávidas encaminhadas para o JDWNRH por outros centros de saúde foi de apenas 275. Por conseguinte, cerca de 36,1% (n=1534 mães) do total de partos ocorridos no JDWNRH foram efectuados por iniciativa própria. O Ministério da Saúde criou serviços de obstetrícia, incluindo obstetras, em hospitais estratégicos para proporcionar um acesso equitativo a esses serviços. No entanto, os casos de auto-referência para o hospital de topo resultam não só na sobrelotação do hospital nacional, mas também na sobrecarga dos recursos do hospital de topo.

Quadro 2: N.º de partos no Centro de Partos, JDWNRH 2014

	Jan	Fev	Mar	abril	maio	Jun	Jul	agosto	setembro	outubro	Nov	Dez	Total
Total de internamentos obstétricos	419	336	422	412	441	449	501	423	429	447	431	394	**5104**
Número (referido em)	17	26	28	27	28	25	14	21	17	24	22	26	**275**
Número (referido)	0	0	0	0	0	0	0	0	0	0	0	0	**0**
Número de nascimentos	343	315	353	343	356	360	336	374	368	392	369	339	**4248**
N.º de cesarianas	72	76	96	94	93	93	99	82	90	103	105	100	**1103**
(i) Emergência	36	46	56	59	53	57	56	44	54	57	68	81	**667**
(ii) Eletivo	36	30	40	35	40	36	43	38	36	46	37	19	**436**

***Fonte:** Registo de Nascimento, Centro de Partos, JDWNRH*

Quadro 3: Marcações de ANC no distrito de Thimphu em 2013

Sl. Não	Estabelecimento de saúde	N.º de mulheres n	%
1	Hospital JDWNR	1603	65.7
2	Hospital de	244	10.0
3	Hospital de Gidakom	57	2.3
4	Genekha BHU	14	0.6
5	Clínica satélite de	151	6.2
6	Clínica satélite de	143	5.9
7	Clínica satélite de	01	0.01
8	Dechencholing BHU	212	8.7
9	Lingzhi BHU	01	0.01
10	Chamgang BHU	33	1.3

Total	2439	100.00
Fonte: Centro de Parto, JD WNRH		

Um estudo realizado no sul da Índia mostrou que a educação, a idade do casamento, a ordem de nascimento, o índice do nível de vida e a exposição aos meios de comunicação social pareciam ser factores de forte influência na escolha do local de parto entre as mulheres das zonas rurais (Ravil & Kulasekaran, 2014).

Até à data, nunca foram realizados estudos formais para apurar as razões pelas quais as mães preferem recorrer ao JDWNRH para dar à luz, apesar de alguns distritos disporem de obstetras e parteiras com formação. Por conseguinte, este estudo transversal sobre os factores que influenciam a auto-referência das mulheres grávidas para o parto no Hospital JDWNR está a ser proposto para esclarecer as razões pelas quais as mulheres e as famílias optam por ter os seus partos no hospital de topo. Os resultados deste estudo poderão eventualmente orientar e informar os decisores políticos no sentido de apresentarem intervenções políticas para retificar o problema da sobreutilização de recursos no hospital de referência, prejudicando simultaneamente as instalações nos distritos.

5. Objectivos:

5.1 Objectivos gerais:

a) Analisar as razões da auto-referência das grávidas para dar à luz no hospital JDWNR em Thimphu, no Butão.

5.2 Objectivos específicos:

a) Descobrir as razões pelas quais as futuras mães de outras partes do Butão escolhem o JDWNRH para dar à luz os seus bebés.
b) Identificar os determinantes socioeconómicos que influenciam as mulheres grávidas a auto-referirem-se para o parto no hospital JDWNR.
c) Informar as formulações/revisões de políticas na afetação de pessoal formado e na melhoria das instalações de serviços nos hospitais distritais.

6. Metodologia:

6.1 Conceção

O estudo incluirá uma análise prospetiva transversal de mulheres, de distritos que não Thimphu, que se apresentam no Centro de Partos, JDWNRH para dar à luz.

6.2 Duração do estudo:

O estudo será realizado ao longo de um ano - com início em julho de 2016 e fim em junho de 2017. O recrutamento dos participantes terá lugar durante um período de seis meses, de setembro de 2016 a fevereiro de 2017.

6.3 Tamanho da amostra:

Todas as mulheres grávidas que preencham os critérios de inclusão serão incluídas no estudo depois de obtido o consentimento informado. Com base na experiência dos anos anteriores, prevê-se que a dimensão estimada da amostra se situe entre 1000 e 1500 durante o período do estudo.

6.4 Processo de recrutamento

Os sujeitos serão recrutados por amostragem de conveniência. O pessoal de enfermagem afeto ao Centro de Partos receberá formação sobre os procedimentos de recolha de dados e para identificar corretamente as mulheres grávidas que preencham os critérios de inclusão no estudo. Os enumeradores receberão formação sobre como administrar o consentimento informado às potenciais participantes no estudo.

6.5 Critérios de inclusão

Qualquer mulher grávida que preencha os seguintes critérios será incluída no estudo:

a) Mulheres que têm os seus CPN marcados em unidades de saúde de outros distritos que não o de Thimphu;

b) Mulheres que vieram ao JDWNRH para o parto por sua própria iniciativa;

6.6 Critérios de exclusão

As seguintes mulheres grávidas serão excluídas do estudo:

a) Todas as marcações de ANCs nos centros de saúde do distrito de Thimphu;

b) Mulheres que foram encaminhadas para o JDWNRH por médicos/pessoal de saúde;

c) Mulheres que, depois de terem marcado os seus CPN nas instalações distritais, foram recentemente transferidas/deslocadas para Thimphu por motivos de trabalho/negócios ou por qualquer outra razão que não seja de ordem médica;

6.7 Análise de dados

Os dados serão recolhidos utilizando a ferramenta de dados fornecida no **Anexo I**.

6.8 Limitações:

Embora os registos de nascimento anteriores no JDWNRH mostrem mulheres de todo o país, a maioria delas é das regiões central e ocidental do país. Existem diferenças notáveis no estatuto socioeconómico das regiões oriental e ocidental. Dado que o âmbito do estudo é pequeno - recrutamento de indivíduos durante um período de seis meses, os resultados podem não ser generalizáveis a todo o país.

7. Considerações éticas:

Uma vez que o estudo irá recolher dados não identificáveis dos participantes e considerações socioeconómicas e outros factores que influenciam a sua escolha de ter o parto no Hospital JDWNR, não se esperam implicações éticas graves. A autorização ética prévia para o estudo será solicitada à Comissão de Ética para a Investigação em Saúde (REBH), que é a Comissão de Análise Institucional do Ministério da Saúde. Será também pedida autorização administrativa à administração do JDWNRH para a realização do estudo no Centro de Partos.

A participação dos participantes no estudo será puramente voluntária, com o direito de se retirarem em qualquer altura durante o estudo. Os participantes serão igualmente informados de que a sua recusa em dar o seu consentimento para o estudo não terá quaisquer consequências sobre a natureza e a qualidade dos cuidados que lhes são prestados.

Os participantes no estudo receberão um consentimento informado **(anexo II)** e uma ficha de informação **(anexo III).**

8. Conclusões:

Espera-se que este estudo transversal sobre os factores que influenciam a auto-referência das mulheres grávidas para o parto no Hospital JDWNR permita compreender as razões pelas quais as mulheres e as famílias optam por dar à luz no hospital de referência, apesar de o Ministério da Saúde ter adotado a política de promover e reforçar os partos institucionais em todo o país. O Ministério da Saúde criou serviços de obstetrícia, incluindo obstetras, em hospitais estratégicos para proporcionar um acesso equitativo a esses serviços. No entanto, os casos de auto-referência para o hospital de topo resultam não só na sobrelotação do hospital nacional, mas também na sobrecarga dos recursos do hospital de topo. Por conseguinte, as conclusões deste estudo podem eventualmente orientar e informar os decisores políticos no sentido de apresentarem intervenções políticas para retificar o problema da sobreutilização de recursos no hospital de topo, ao mesmo tempo que prejudicam as instalações nos distritos.

9. Orçamento:

Atualmente, não existe um orçamento previsto para cobrir as despesas do estudo. Apresenta-se de seguida a proposta de orçamento para o estudo:

Especificidades	Montante em US$	Observações
Encadernação e impressão da ferramenta de dados, da ficha de consentimento informado e de	$ 300.00	
Formação de enumeradores de dados	$ 500.00	Almoço de trabalho e refrescos
Dactilografia e impressão do	$200.00	
Divulgação do relatório - reunião das várias partes interessadas	$ 500.00	Almoço de trabalho e refrescos
Papelaria e outras despesas	$	

10. Linha do tempo:

Prevê-se que o estudo seja realizado de julho de 2016 a junho de 2017.

Actividades	2016						2017					
	Jul	agosto	sete	outub	Nov	Dez	Jan	Fev	Mar	abri	mai	Jun
Finalizar a proposta de	■											
Apuramento da REBH	■	■										
Impressão do CIF e das		■										
Formação de		■	■									
Recrutamento dos			■	■	■	■	■	■				
Codificação e perfuração				■	■	■	■	■				
Análise de dados						■	■	■	■			
Relatório inicial									■	■		
Relatório final										■	■	
Divulgação do relatório												■

11. Referências:

1. Boletim Anual de Saúde 2015, Ministério da Saúde, Thimphu, Butão.
2. Boletim Anual de Saúde, 2000, Ministério da Saúde, Thimphu, Butão.
3. Registo de Nascimento, Centro de Partos, Hospital JDWNR.
4. Ravi R.P. e Kulasekaran R.A (2014). Os factores sociodemográficos influenciam a escolha do local de parto pelas mulheres nas zonas rurais do Estado *de* Tamil-Nadu, na Índia?

ANEXO - I: Instrumento de recolha de dados

Título da investigação:

Estudo transversal prospetivo dos factores que influenciam a auto-referência das futuras mães para o parto no Hospital Nacional de Referência em Thimphu, Butão

1. **Instrumento de recolha de dados** Código n.º:
2. Idade: ....
3. Local de residência:..............................

4. *Formação académica* ***(assinale a opção adequada)***:

4.1 Educação não formal
4.2 Primário
4.3 Secundário
4.4 Terciário =
4.5 NenhumIZZ 5. *Profissão* ***(assinale a opção correta)***:

5.1 Dona de casa
5.2 Serviço governamental
5.3 Setor empresarial/privado
5.4 Negócios
5.5 Trabalhador por conta própria
5.6 Outros

6. Rendimento *\eve**(assinale o que for apropriado)***:

6.1 Menos de Nu.5000 por mês
6.2 Nu. 5000 - Nu. 10.000 por mês
6.3 Nu. 10.000 - Nu. 15.000 por mês
6.4 Nu. 15.000 - Nu.20.000 por mês
6.5 Mais de Nu. 20.000 por mês

7. *Nível de* habilitações do marido/parceiro ***(assinalar o que for correto)***:

7.1 Educação não formal ||
7.2 Primário||
7.3 Secundário ╧
7.4 TerciárioEZI
7.5 NenhumO

Parte B: Obstetrícia e história familiar 8. Ordem da gravidez atual ***(assinalar o que for apropriado)***:

8.1 1st O

8.2 2nd o

8.3 3rd o

8.4 4 Q2|th

8.5 5 Qth

8.6 > 6th □

9. Número de filhos vivos: ....

10. Local da primeira marcação de ANC: ....

11. Historial de tratamento para outras condições médicas/cirúrgicas (especificar): ....

12. Complicações durante a gravidez atual ***(assinalar as que forem necessárias):***

(i) Sim o

(ii) Não □

Se "Sim" à P. n.º 12, especificar: ....

13. Teve algum historial de problemas médicos/cirúrgicos ou complicações durante as gravidezes anteriores? ***(assinalar o que for apropriado):***

(i) Yes □

(ii) Não

Se "Sim" à pergunta n.º 13, especificar: ....

ANEXO - II: Formulário de consentimento informado

Depois de me terem sido explicados a natureza e o âmbito do estudo sobre os factores que influenciam as mães a escolherem o JDWNRH para o parto, concordo em participar no estudo conduzido por Yangden, enfermeira responsável pelo Centro de Partos do JDWNRH.

Foram-me explicados os objectivos e o procedimento do estudo. Compreendo que a minha participação é voluntária e que posso optar por não participar de todo ou abandonar o estudo em qualquer altura. Compreendo que os dados e o relatório gerados pelo estudo não conterão o meu nome nem os meus caracteres de identificação. E que todas as informações que fornecerei são confidenciais.

Assinatura/impressão do polegar esquerdo: ....

Nome do sujeito: ....

Data: ....

Assinatura da testemunha: ....

Nome da testemunha: ....

Data: ....

ANEXO - III: Ficha de informação

TÍTULO DA INVESTIGAÇÃO

Estudo prospetivo transversal dos factores que influenciam a auto-referência das futuras mães para o parto no Hospital Nacional de Referência em Thimphu, Butão

INVESTIGADOR

Yangden, Enfermeira Responsável, Centro de Partos - Hospital JDWNR

INTRODUÇÃO

Está convidado a participar num estudo de investigação que visa analisar ***os "Factores que influenciam a auto-referência das futuras mães para o parto no Hospital Nacional de Referência JDW em Thimphu, Butão".*** Por favor, dedique o tempo que for necessário para discutir o estudo com a sua família e amigos, ou com qualquer outra pessoa que deseje. A decisão de aderir ou não ao estudo cabe-lhe a si.

O QUE ESTÁ EM CAUSA NO ESTUDO

Se decidir participar, ser-lhe-á perguntado o seu perfil sociodemográfico, bem como pormenores sobre a sua gravidez atual e anterior. Ser-lhe-á feita uma pergunta sobre as razões/factores que a influenciaram, a si e à sua família, a vir ao JDWNRH para o parto. Pensamos que isto demorará cerca de 10 a 15 minutos.

RISCOS

Uma vez que este estudo não envolve quaisquer intervenções, tais como procedimentos médicos, não prevemos qualquer risco para os participantes no estudo.

VANTAGENS DE PARTICIPAR NO ESTUDO

Não prevemos quaisquer benefícios diretos para si por participar neste estudo. No entanto, os resultados deste estudo podem beneficiar os responsáveis políticos e decisores do Ministério da Saúde, no sentido de melhor distribuir as instalações de saúde para garantir um acesso equitativo aos serviços de parto em todo o país.

CONFIDENCIALIDADE

Asseguraremos a confidencialidade das informações sobre o utilizador e protegê-las-emos contra divulgação não autorizada, adulteração ou danos.

OS SEUS DIREITOS ENQUANTO PARTICIPANTE NA INVESTIGAÇÃO

A participação neste estudo é voluntária. Tem o direito de não participar de todo ou de se retirar do estudo em qualquer altura. A sua decisão de não participar ou de abandonar o estudo não afectará a natureza dos cuidados de saúde a que tem direito.

CONTACTOS PARA QUESTÕES OU PROBLEMAS

Se tiver dúvidas sobre o estudo, quaisquer problemas, desconfortos físicos ou psicológicos inesperados, quaisquer lesões ou se pensar que está a acontecer algo de invulgar ou inesperado, pode contactar Yangden através do número +975-17411564 ou do endereço eletrónico: yangdenpaki@gmail.com

BIBLIOGRAFIA

1. *Relatório de Progresso do Butão - Relatório de Progresso da Resposta Mundial à SIDA de 2014 (*2014).
2. *Estratégia Técnica para a Prevenção e Controlo das Infecções Sexualmente Transmissíveis* (2009).
3. Programa Nacional de Controlo da SIDA e das IST Ministério da Saúde Thimphu : Butão
4. *Estudo sobre o conhecimento, a atitude, a prática e o comportamento em matéria de VIH/SIDA/DST (entre o pessoal dos uniformes, os jovens que frequentam a escola e os que estão fora dela e os trabalhadores da construção civil no Butão). (2012).* Programa IST/VIH, Departamento de Saúde Pública, Ministério da Saúde.
5. *A Rapid Assessment on Sexual Behaviors and Networks in Thimphu* (2010). Centro de Saúde Pública Global (CGPH), Universidade de Manitoba, Canadá, com apoio do Governo do Butão
6. *Avaliação nacional de base entre os consumidores de drogas* (2009). Programa DST/VIH, Departamento de Saúde Pública, Ministério da Saúde Thimphu.
7. *Inquérito KABP sobre o VIH entre o pessoal uniformizado, jovens dentro e fora da escola* (2009). Programa IST/VIH, Departamento de Saúde Pública, Ministério da Saúde Thimphu.
8. *Avaliação da qualidade dos serviços de saúde amigos dos jovens* (2009), Ministério da Saúde, Thimphu.

9. *Inquérito às instalações de saúde 2009.* Ministério da Saúde Thimphu.
10. *Bhutan Multi Indicator Survey* (2010), UNICEF/PNUD/Serviço Nacional de Estatística, Thimphu.
11. *Relatório de Vigilância Serológica Sentinela do VIH/RPR* (2006). Programa DST/HIV, Departamento de Saúde Pública, Ministério da Saúde Thimphu.

Bibliografia

1. Dorji L (2015). Sexual and reproductive health of adolescents and youth in Bhutan (Saúde sexual e reprodutiva de adolescentes e jovens no Butão). Gabinete Nacional de Estatística Thimphu.
2. GNHC (2010). Plano de perspetiva populacional - Butão 2010. Divisão de Investigação e Avaliação, Comissão da Felicidade Nacional Bruta, Thimphu.
3. Ministério da Saúde (2013). Plano estratégico nacional para a saúde dos adolescentes 2013-2018. Programa de saúde do adolescente - Departamento de Saúde Pública, Ministério da Saúde, Thimphu.
4. NSB (2012) National Statistics Bureau 2012, Thimphu.

UNICEF (2013). Butão - documento comum de programa por país: 2014-2018, UNICEF Thimphu.

Referências:

5. Boletim Anual de Saúde 2015, Ministério da Saúde, Thimphu, Butão.
6. Boletim Anual de Saúde, 2000, Ministério da Saúde, Thimphu, Butão.
7. Registo de Nascimento, Centro de Partos, Hospital JDWNR.
8. Ravi R.P. e Kulasekaran R.A (2014). Os factores sociodemográficos influenciam a escolha do local de parto pelas mulheres nas zonas rurais do Estado *de* Tamil-Nadu, na Índia?

Sobre o livro:

Trata-se de um trabalho de investigação sobre a saúde sexual e reprodutiva no Reino do Butão. Esta investigação foi efectuada no âmbito de um trabalho em linha para a Geneva Foundation for Medical Education and Research. Contém estudos sobre as IST, a saúde dos adolescentes, a genética comunitária e vários tópicos relacionados.

Sobre o autor:

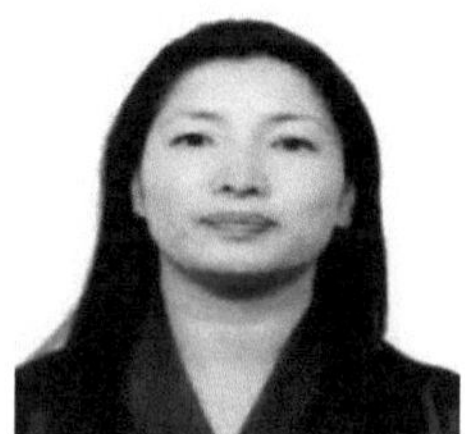

[st]Yangden nasceu em 1 de março de 1976 em Dagana, no Butão. Pouco depois de se formar no Instituto Real de Ciências da Saúde (atualmente conhecido como Faculdade de Enfermagem e Saúde Pública), em dezembro de 1996, começou a trabalhar como enfermeira no Hospital Damphu, no distrito de Tsirang. Mãe de três filhos, trabalha atualmente como Enfermeira Responsável pelo Centro de Partos no Hospital Nacional de Referência Jigme Dorji Wangchuck em Thimphu, Butão.

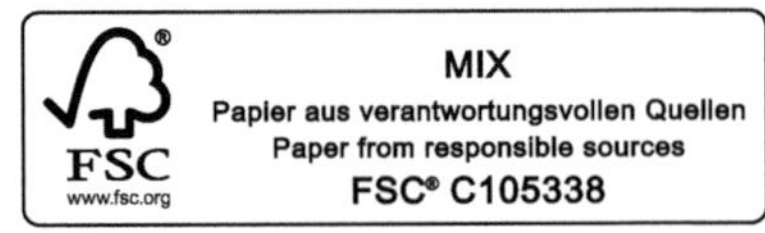

Printed by Books on Demand GmbH, Norderstedt / Germany